DÉPARTEMENT DE L'OISE

ASILE PUBLIC D'ALIÉNÉS DE CLERMONT

(OISE)

RAPPORT MÉDICAL

SUR

LE SERVICE

DE

LA DIVISION DES HOMMES

PAR

M. le Docteur L. MARTINENQ

MÉDECIN EN CHEF

ANNÉE 1890

CLERMONT (OISE)

IMPRIMERIE DAIX FRÈRES

3, PLACE SAINT-ANDRÉ, 3

—

1891

RAPPORT MÉDICAL

SUR

LE SERVICE DE LA DIVISION DES HOMMES

PAR

M. le Docteur L. MARTINENQ

MÉDECIN EN CHEF

Clermont, 1er Juin 1891.

MONSIEUR LE PRÉFET,

Conformément au règlement, j'ai l'honneur de vous présenter mon rapport sur le service médical de la division des hommes de l'Asile public d'aliénés de Clermont, pendant l'année 1890.

Mouvement de la population

	PLACEMENTS		Totaux
	Volont.	d'office	
Population au 1er janvier 1800 .	134	651	785
Entrées pendant l'année :			
1° Pour la première fois	42	141	183
2° Par rechute	8	19	27
3° Par transfèrement.	»	20	20
TOTAL DE LA POPULATION TRAITÉE	184	831	1015
Sorties pendant l'année :			
1° Par guérison.	3	36	39
2° Par amélioration.	12	21	33
3° Par évasion	1	2	3
4° Par transfèrement.	2	13	15
5° Par autres causes	6	3	9
TOTAL DES SORTIES	24	75	99
Décédés pendant l'année	18	81	99
Total des sorties et des décès. .	42	156	198
RESTE AU 31 DÉCEMBRE 1890	142	675	817

Entrées

~~~

Nature de la maladie des aliénés admis pour la première fois

—

TABLEAU II

	Hommes
Manie (y compris le délire aigu).	45
Mélancolie.	29
Folie périodique (folie double forme, etc.). .	4
Folie systématisée progressive.	12
Démence vésanique.	2
Démence organique et sénile.	19
Paralysie générale.	33
Folies névrosiques (Hystérie, Epilepsie, Hypocondrie).	14
Folies toxiques.	22
Folie morale et impulsive.	2
Débilité mentale, (Imbécillité, Idiotie). . .	48
Total.	230

Le groupe *paralysie générale* atteint cette année-ci le chiffre élevé de 33, dépassant de 14 unités celui de l'année dernière. Et encore devons-nous dire que dans les 22 unités du groupe *Folies toxiques*, il en est 5 ou 6 dont le diagnostic futur de *paralysie générale* est fort probable.

Parmi ces paralytiques, la plupart arrivés à une période avancée de leur terrible affection cérébrale, et présentant nettement les symptômes de la démence finale, 16 sont d'anciens alcooliques et 3 sont en puissance de syphilis.

Il résulte de cette remarque et de nombreuses observations personnelles venant corroborer l'opinion d'éminents aliénistes, que l'alcoolisme est la plus puissante cause de méningo-encéphalite, primant de beaucoup toutes les autres, telles que diathèses syphilitique et arthritique, traumatisme cranien, excès, surmenage intellectuel, etc.

Enfin l'hérédité ne parait pas avoir joué un rôle important dans l'étiologie de l'affection de nos 33 paralytiques, car nous ne l'avons découverte que chez 4 d'entr'eux.

Mois des admissions des aliénés admis pour la première fois

TABLEAU III

	Hommes
Janvier.	15
Février.	24
Mars.	12
Avril.	15
Mai.	21
Juin.	28
Juillet.	21
Août.	22
Septembre	19
Octobre.	18
Novembre.	17
Décembre.	18
TOTAL	230

Age au moment de l'admission, des aliénés admis pour la première fois

TABLEAU IV

	Hommes
Au-dessous de 15 ans	13
De 15 à 20 ans	14
De 20 à 25 ans	11
De 25 à 30 ans	20
De 30 à 35 ans	25
De 35 à 40 ans	32
De 40 à 50 ans	50
De 50 à 60 ans	31
De 60 à 70 ans	19
De 70 et au-dessus	6
TOTAL	230

Etat civil des aliénés admis pour la première fois

TABLEAU V

	Hommes
Célibataires	113
Mariés	94
Veufs	21
Etat civil inconnu	2
TOTAL	230

DEPARTEMENT D'ORIGINE DES ALIENES
admis pour la première fois

TABLEAU VI

	Hommes
Aisne	6
Aube	2
Basses-Pyrénées	1
Bouches-du-Rhône	2
Calvados	1
Cantal	3
Côtes-du-Nord	3
Eure	2
Eure-et-Loir	6
Haute-Loire	1
Hautes-Pyrénées	2
Indre	1
Jura	1
Loiret	2
Maine-et-Loire	1
Meurthe-et-Moselle	3
Nièvre	1
Oise	53
Orne	1
Pas-de-Calais	1
Puy-de-Dôme	1
Pyrénées-Orientales	1
Rhône	2
Sarthe	2
Seine	18
Seine-Inférieure	2
Seine-et-Marne	31
Seine-et-Oise	54
Somme	13
Vendée	1
Vosges	1
Yonne	2
Alsace-Lorraine	1
Autriche	1
Belgique	5
Suisse	2
TOTAL	**230**

Sorties

Nature de la maladie des aliénés sortis

TABLEAU VII

	Hommes
Manie	33
Lypémanie	24
Folies toxiques.	15
TOTAL.	72

Le nombre des malades sortis par guérison ou amélioration est supérieure de 20 unités à celui de l'année dernière.

Durée du traitement des aliénés guéris ou améliorés

TABLEAU VIII

	Hommes		Totaux
	MANIE	LYPÉ-MANIE	
De 1 jour à 1 mois.	»	»	»
De 1 mois à 3 mois.	12	18	30
De 3 mois à 6 mois.	6	9	15
De 6 mois à 1 an.	7	5	12
De 1 an à 2 ans	1	1	2
De 2 ans à 5 ans.	6	5	11
De 5 ans et au-dessus.	1	1	2
TOTAUX.	33	39	72

Age des malades guéris ou améliorés

TABLEAU IX

	Hommes
Au-dessous de 15 ans.	1
De 15 à 20 ans.	6
De 20 à 25 ans.	6
De 25 à 30 ans.	12
De 30 à 35 ans.	9
De 35 à 40 ans.	10
De 50 à 60 ans.	17
De 60 à 70 ans.	8
De 70 et au-dessus.	3
TOTAL.	72

Mois de sortie par guérison ou par amélioration

TABLEAU X

	Hommes
Janvier.	2
Février.	7
Mars	13
Avril	4
Mai.	9
Juin	6
Juillet	3
Août	8
Septembre	7
Octobre.	7
Novembre	4
Décembre.	2
TOTAL.	72

Décès

~~~~~

Nature de la maladie mentale des aliénés décédés

TABLEAU XI

	Hommes
Folie simple . . . . { Manie.	25
Lypémanie	7
Folie névrosique. — Epilepsie.	3
Paralysie générale	19
Démence.	24
Imbécillité et Idiotie	21
TOTAL.	99

Durée du séjour des aliénés décédés

TABLEAU XII

	Hommes
Au dessous de 1 mois.	12
De 1 mois à 3 mois.	11
De 3 mois à 6 mois.	24
De 6 mois à 1 an.	7
De 1 an à 2 ans.	10
De 2 ans à 5 ans.	15
Au-dessus de 5 ans.	20
TOTAL.	99

Age des aliénés décédés

TABLEAU XIII

	Hommes
Au-dessous de 15 ans.	»
De 15 à 20 ans.	1
De 20 à 25 ans.	3
De 25 à 30 ans.	3
De 30 à 35 ans.	8
De 35 à 40 ans.	14
De 40 à 50 ans.	22
De 50 à 60 ans.	18
De 60 à 70 ans.	17
De 70 et au-dessus.	13
TOTAL.	99

Mois du décès

TABLEAU XIV

	Hommes
Janvier	20
Février	13
Mars	5
Avril	9
Mai	4
Juin	4
Juillet	4
Août	11
Septembre.	4
Octobre.	8
Novembre.	6
Décembre.	11
TOTAL.	99

Cause des décès

———

TABLEAU XV

	Hommes
Affection organique du cœur.	8
Broncho-pneumonie.	5
Pneumonie simple.	3
Pneumonie grippale.	2
Délire aigu.	2
Hémorrhagie cérébrale.	11
Phtisie.	5
Hernie étranglée.	1
Cancer de l'estomac.	1
Marasme.	16
Paralysie générale.	24
Epilepsie.	3
Démence organique sénile.	14
Délirium trémens.	1
Mort subite.	1
Méningite.	1
Pendaison.	1
TOTAL.	99

On ne trouve dans ce tableau que deux fois l'influence grippale comme cause de décès, et cependant cette influence épidémique, qui a causé dans le monde entier, pendant les trois mois qu'elle y a régné, autant de victimes qu'une forte épidémie de choléra, a été manifeste sur plus de la moitié de nos décès des mois de décembre 1889 et janvier 1890.

Cette influence morbide spéciale qui a donné subitement une gravité exceptionnelle à toutes les affections en cours et réveillé tout à coup, avec leurs manifestations les plus aiguës, des diathèses depuis longtemps silencieuses, s'est fait, pour la première fois, sentir à Clermont dès la première quinzaine de novembre 1889.

Un cas isolé éclata tout d'abord en ville, à cette époque, chez un cocher de l'Asile logeant chez lui. Il fut pris subitement d'un état fébrile intense avec rachialgie, nausées et vomissements, sueurs profuses, hyperthermie extrême et gonflement de la rate.

On ne parlait pas encore de grippe épidémique en France et c'est à peine si l'attention avait été portée sur les cas qui s'étaient présentés depuis quelque temps à Saint-Pétersbourg. Aussi le malade, jeune encore et ayant eu anciennement des accès de fièvre intermittente en Afrique, fut traité en conséquence par de hautes doses de sulfate de quinine. Une amélioration eut lieu au bout de huit jours. mais l'état général resta languissant avec inappétence et faiblesse générale. Huit jours après la fièvre se rallumait, une diarrhée survenait avec douleurs abdominales, selles infectes, insomnie, sécheresse de la gorge, fuliginosités des lèvres et délire violent par moment, on eut dit une fièvre typhoïde à forme cérébro-abdominale.

Cet état dura une huitaine de jours pendant lesquels la fièvre seule fut subjuguée par des doses quotidiennes de quinze décigrammes de sulfate de quinine. Une amélioration notable s'accusa alors et le malade parut renaître. Mais ayant commis l'imprudence de se lever et de rester quelques heures devant sa fenêtre, il était pris dès le lendemain d'une broncho-pneumonie avec oppression, toux quinteuse, expectoration difficile, glaireuse collante et douleurs musculaires généralisées.

Cette fois, il était clair qu'il y avait là une influence morbide spéciale qui donnait une physionomie particulière à la maladie que nous observions. C'était la grippe épidémique, « l'influenza » puisqu'il est devenu d'usage de l'appeler ainsi, qui, venue de Russie par l'Autriche, venait d'éclater à Paris en frappant d'emblée d'abord un grand nombre d'employés des magasins du Louvre et de l'Administration des Postes et Télégraphes.

Le sulfate de quinine et l'antipyrine firent merveille, la guérison fut obtenue au bout d'une quinzaine de jours, mais la convalescence fut très longue et ne dura pas moins de quarante jours.

La maladie avait duré plus de deux mois.

Vers le 10 décembre 1889, le premier cas d'influenza se montrait à l'asile chez un malade qui avait reçu la visite de ses parents venus de Paris où régnait l'épidémie. Ce premier cas fut le plus grave de tous ceux que j'eus à traiter par la suite. C'était un malade atteint de lypémanie dépressive en bonne voie d'amélioration au point de vue mental ; il était de forte constitution physique, mais en puissance de diathèse rhumatismale. Il fut pris un beau jour de douleurs articulaires aiguës, sans gonflement, et de rachialgie avec insomnie et inappétence absolue.

Huit jours après apparaissait une otite interne, puis quelques symptômes abdominaux survinrent et le dixième jour il succombait dans une sorte de marasme méningitique comateux. Ce fut heureusement le seul cas de grippe mortelle, mais cette influence morbifique, aggravant l'état de tous ceux qui étaient porteurs d'affections organiques du poumon ou du cœur, devait causer la mort d'un grand nombre de nos malades et surtout de nos vieillards. Aussi eûmes-nous dans le service vingt décès pendant le mois de janvier 1890 seulement.

En résumé, l'influenza par son évolution clonique et son épidémicité nous a offert d'une façon fort nette le type des maladies infectieuses, et comme cela est démontré pour d'autres maladies microbiennes, cette affection protéiforme nous a paru consister en une production de *ptomaïne toxique* agissant avec plus ou moins de nocivité, sur les divers systèmes de l'économie en raison de leur impressionnabilité particulière.

Nous avons observé trois formes : 1° la forme nerveuse ;
2° la forme thoracique ; 3° la forme gastro-intestinale, toutes avec ou sans fièvre.

La forme nerveuse s'est caractérisée par des céphalées
violentes, des frissons avec insomnie, des douleurs musculaires, de la rachialgie et de l'abattement général.

Dans la forme thoracique on observait du catharre des
voies respiratoires, de la toux quinteuse, de l'enrouement
de la bronchite et de la pneumonie.

Enfin la forme gastro-intestinale se caractérisait par des
vomissements répétés, un état nauséeux, de l'inappétence
absolue avec langue saburrale, de la diarrhée avec douleurs
abdominales, selles fétides et gonflement de la rate.

Le plus souvent, chez les sujets sains, la maladie a évolué
en une huitaine de jours, mais les rechutes étaient fréquen-
tes et la convalescence fort longue.

L'épidémie pouvait être considérée comme terminée dans
les derniers jours de février 1890, et le nombre des décès
qui était de 20 pendant le mois de janvier 1890 et de 13 au
mois de février, tombait à 5 au mois de mars.

Dans aucun cas la grippe n'a paru influencer, d'une façon
appréciable, l'affection mentale en cours, mais par deux fois
elle a été donnée comme cause immédiate de démence para-
lytique.

Maladies traitées pendant l'année

TABLEAU XVI

	Hommes
Bronchite	22
Grippe	38
Broncho-pneumonie	13
Pneumonie	5
Congestion pulmonaire	3
Emphysème pulmonaire	4
Phtisie	11
Pleurésie	1
Embarras gastrique	10
Diarrhée	12
Entérite	3
Affection organique du cœur	8
Congestion cérébrale	4
Hémorrhagie cérébrale	7
Erysipèle	2
Rhumatisme articulaire	2
Conjonctivite	8
Plaies simples	3
Eczémas	4
Entorse	2
Hernies étranglées	2
Ulcère variqueux	3
Hémorrhoïdes	2
Myélite et sclérose des cordons latéraux	1
Fièvre typhoïde	1
Brûlure au 2ᵉ degré	1
Ostéite	1
Fracture du col du fémur	1
Luxation de l'épaule	1
Otite	1
Furoncles et anthrax	10
Cancer de l'estomac	1
Phlegmons et abcès	6
TOTAL	193

Revaccination

La revaccination, en 1890, s'est faite comme toutes les années au mois d'Avril, au moyen de vaccin pris directement sur une génisse vaccinée à la pulpe de l'Institut de vaccine du docteur Chambon, de Paris.

Tous les malades entrés depuis les dernières revaccinations, ainsi que les nouveaux serviteurs de l'établissement, ont reçu trois inoculations au bras et nous avons obtenu une proportion de 25 % de succès.

Traitement

Les moyens employés dans le traitement de nos malades sont fort nombreux et variés, mais aucun n'a la valeur d'un spécifique. Chaque individu demande une étude spéciale et un traitement particulier. Souvent tel traitement qui aurait contribué à une guérison est impuissant chez un autre malade de la même espèce, mais dont la constitution est différente. Aussi le médecin aliéniste doit-il, en observant scrupuleusement les plus petits détails de la maladie, en épier les moindres indications, afin de pouvoir intervenir d'une façon opportune. — L'hydrothérapie est un moyen puissant dont nous nous proposons de faire un grand usage dès que nous posséderons une installation complète.

Mais si les moyens thérapeutiques ordinaires sont extrêmement variés, il en est de particuliers qui constituent les principaux agents du traitement de l'aliénation mentale.

Ce sont : 1° *l'isolement*, 2° *le travail*, 3° *les distractions*, 4° *la contrainte*.

C'est en vue de la réalisation de ces moyens de traitement qu'un asile d'aliénés doit avoir une installation spéciale.

Chacun de ces agents doit être manié scientifiquement et soigneusement surveillé par le médecin, tout comme les autres moyens que nous offre la thérapeutique générale et, en particulier, l'hydrothérapie.

Sur l'isolement, le travail et les distract'ons, je ne me livrerai pas, en ce moment, à une longue digression. Des plumes plus autorisées que la mienne en ont célébré la haute valeur et j'aurai du reste, prochainement, l'occasion d'y revenir plus à mon aise. Mais il est un point sur lequel je tiens à dire ici ma façon de penser c'est la « contrainte »

Le no-restraint est un système et, comme tous les systèmes exclusifs, il a le grand défaut de présenter de graves inconvénients, dont le principal est de ne pas être pratique.

Abandonner le malade, placé librement dans une cellule isolée, à tous ses entraînements délirants, à toutes ses impulsions désordonnées et inconscientes et remplacer la camisole par des bras de gardiens, tel est ce système. Or, je prétends, et j'ai avec moi de nombreuses autorités médicales aliénistes, qu'une camisole de toile bien faite est bien plus doucement coercitive que les muscles d'hommes vigoureux animés souvent d'une ardeur d'autant plus vive qu'ils luttent contre une résistance plus forte et plus désordonnée.

« Cette façon d'agir, qui dérive évidemment de concep » tions plutôt théoriques que pratiques, malgré ses apparen » ces de philanthropie sentimentale, me paraît être un leur » re destiné à esquiver l'extrême surveillance avec laquelle » tout malade agité doit être suivi, et la sollicitude inces » sante dont sa situation a besoin. Comment, en effet, » l'aborder régulièrement à tout instant, pour lui faire » prendre ses repas, le faire baigner, lui administrer les » médicaments, si ce n'est au prix d'une lutte incessante ? »

« Le système du no-restraint, tel que le comprennent ceux
» qui l'ont préconisé, ne me paraît être qu'une conception
» de thérapeutique sentimentale, dangereuse la plupart du
» temps et irréalisable, en tous cas, dans la pratique cou-
» rante. »

Ainsi s'exprime le Dʳ Luys dans son Traité clinique et
pratique des maladies mentales, abondant ainsi dans le sens
de M. le professeur Ball, et je partage, moi-même, entière-
ment cette manière de voir. Aussi quand un malade est à
ce point délirant et agité, que sa vie et celle des êtres de
son entourage ne cessent d'être en danger par le fait de ses
impulsions inconscientes, je n'hésite pas à faire appliquer
la camisole et même les entraves capitonnées, jusqu'à ce
que tout danger ait disparu.

Mais ce moyen de contrainte, quelqu'inoffensif qu'il soit,
ne doit pas être à la merci des gardiens et il n'est jamais
employé que par prescription du médecin en chef ou de
l'interne de garde, son représentant.

Nous avons eu, cette année, 230 entrées, c'est-à-dire 81 de plus que l'année dernière, où nous en avions déjà eu 20 de plus que l'année précédente.

Cette marche rapidement ascendante des admissions est tout à fait inquiétante et nous sommes menacés d'un encombrement très prochain. A l'heure qu'il est, en effet, nous n'avons plus que cinq places libres dans le service ; et encore nous avons dû augmenter de huit le nombre de lits déjà jugé trop élevé dans plusieurs de nos dortoirs.

Il devient donc de toute nécessité que l'on se mette à l'œuvre au plus vite et que l'on construise un des pavillons qui me paraissent nettement indiqués par le plan général conçu et déjà entrepris par les anciens propriétaires de l'Asile, gens fort experts en la matière, quoiqu'on en dise.

Le premier de ces pavillons est celui de la 2e division (épileptiques) sur le prolongement de celui de l'infirmerie ; Le second, celui de la 1re division (tranquilles et travailleurs) sur le prolongement du 4e quartier.

Il serait bon qu'un certain espace soit ménagé entre les corps de bâtiments, non seulement afin de donner de l'air et du jour aux cours, mais aussi dans l'intérêt de l'isolement des quartiers qui contiennent chacun des genres différents de malades.

Mais en attendant que ce nouveau quartier soit édifié, ce qui, à Clermont, me paraît demander un certain temps, où devrons-nous demain loger nos nouvelles recrues ? J'avoue que je suis perplexe, et, loin de pouvoir obéir aux règles fondamentales de la plus simple hygiène, auxquelles M. l'Inspecteur général, Dr Drouineau, nous a rappelés avec tant de raison, lors de sa dernière visite à l'Asile, nous allons être forcés de les entasser comme nous le pourrons en rétablissant dans les dortoirs bondés, les lits supplémentaires que nous avions fait disparaître, il y a trois ans.

Notre situation est difficile, Monsieur le Préfet, et je vous prie de bien vouloir attirer tout spécialement l'attention du

Conseil général sur cet état de choses auquel il est rigou-
reusement nécessaire de porter un prompt remède.

Enfin, qu'il me soit permis ici, de remercier vivement le
Conseil général et vous-même, Monsieur le Préfet, d'avoir
bien voulu prendre en considération les observations que je
faisais, l'an dernier, au sujet du quartier insuffisant et ver-
moulu des enfants, et d'avoir décidé la construction d'une
colonie au grand air et en plein soleil, au milieu de nos
superbes annexes agricoles.

Il existe à Fitz-James, dans l'angle formé par la route
de Compiègne et celle de Saint-Aubin, immédiatement der-
rière la ferme dont il n'est séparé que par cette dernière
grande voie de communication, un terrain admirablement
situé, à tous les points de vue, pour l'installation de cette
colonie.

Cet emplacement, bien à portée de tous les services géné-
raux de Fitz-James, devant présenter comme premier avan-
tage celui de ne pas trop éloigner le quartier spécial des
enfants de l'étroite surveillance médico-administrative supérieure à laquelle il ne doit pas cesser un seul instant d'être
tout particulièrement soumis, je fais des vœux pour que le
choix de la commission se porte sur lui.

Veuillez agréer, Monsieur le Préfet, l'hommage de mon
profond respect et de mon entier dévouement.

D' L. MARTINENQ.

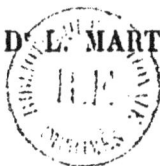

www.ingramcontent.com/pod-product-compliance
Lightning Source LLC
Chambersburg PA
CBHW070746210326
41520CB00016B/4591